Mohamad Raziff Ramli
Zuraida Abal Abas
Mohammad Ishak Desa

Uma Análise das Abordagens Utilizadas no Planeamento de Recursos Humanos em Saúde

Mohamad Raziff Ramli
Zuraida Abal Abas
Mohammad Ishak Desa

Uma Análise das Abordagens Utilizadas no Planeamento de Recursos Humanos em Saúde

ScienciaScripts

Cover image: www.ingimage.com

This book is a translation from the original published under ISBN 978-3-330-33221-8.

Publisher:
Sciencia Scripts
is a trademark of
Dodo Books Indian Ocean Ltd. and OmniScriptum S.R.L publishing group

120 High Road, East Finchley, London, N2 9ED, United Kingdom
Str. Armeneasca 28/1, office 1, Chisinau MD-2012, Republic of Moldova, Europe
Printed at: see last page
ISBN: 978-620-8-32516-9

Capítulo 1	2
Capítulo 2	3
Capítulo 3	7
Capítulo 4	15
Capítulo 5	29
Capítulo 6	32
Referências	40

CAPÍTULO 1

INTRODUÇÃO

O planeamento dos recursos humanos no sector da saúde (RHS) é um dos principais pilares do sistema de saúde. O planeamento dos recursos humanos representa a maior parte do orçamento da saúde; gere toda a mão de obra no sector da saúde, orienta o sistema de serviços de saúde e serve de referência para o desenvolvimento dos serviços de saúde. É também essencial para garantir que uma organização utiliza os seus recursos humanos da melhor forma possível; é capaz de antecipar e gerir os excedentes e a escassez de pessoal, uma vez que a avaliação das necessidades de pessoal de saúde se baseia nas necessidades de saúde da população em causa em áreas específicas. O planeamento da oferta e da procura de pessoal de saúde levanta uma série de questões que se tornam mais relevantes de tempos a tempos. Estas incluem a dimensão, a composição e a distribuição da mão de obra no sector da saúde, questões de formação do pessoal, a migração do pessoal de saúde, o nível económico do país em desenvolvimento e factores sociodemográficos, geográficos e culturais.

Anteriormente, (May et al., 2006) tinha respondido a queixas sobre a escassez de mão de obra. (May et al., 2006) apresentou uma estratégia para lidar com a escassez de mão de obra no sector da saúde sob a forma de uma solução a curto prazo e de uma solução a longo prazo. No âmbito de uma solução a curto prazo, as vagas devem ser preenchidas imediatamente, nomeadamente através de aumentos salariais, contratação de pessoal temporário ou bónus. As soluções a longo prazo incluem rendimentos de trabalho contínuos, apoio financeiro para a formação de profissionais de saúde e mudanças no ambiente de trabalho.

As consequências far-se-ão sentir na próxima década, com taxas de separação dramáticas entre os gestores e uma correspondente perda dramática de conhecimentos empresariais. Ao mesmo tempo, o emagrecimento das estruturas e a "gestão por idade" significam que não existe uma "próxima geração" para assumir as rédeas.

A fim de gerir a oferta e a procura de pessoal de saúde no futuro, é necessário prestar muita atenção ao recrutamento de pessoal de saúde, à manutenção do emprego e à preservação do orçamento afetado ao pessoal de saúde e aos postos de trabalho existentes. Tem sido dada menos atenção à avaliação correta da procura de serviços de saúde e a outras formas de gerir essa procura. Isto deve-se ao impacto que tem nos meios de subsistência socioeconómicos das pessoas direta e indiretamente afectadas.

Este artigo tem duas razões. Em primeiro lugar, pretendemos apresentar uma panorâmica abrangente do estado atual da ciência no que respeita à previsão das necessidades de mão de obra no sector dos cuidados de saúde e fornecer comentários críticos através da revisão da literatura científica dos anos 2000 a 2015. Pretendemos dar prioridade às principais realizações científicas durante este período. Em segundo lugar, analisar e delinear as questões importantes que, na nossa opinião, ainda não foram totalmente abordadas pelos investigadores. Os problemas e questões levantados devem ser abordados nos próximos anos.

CAPÍTULO 2

Planificação dos recursos humanos no sector da saúde: descrição do problema

Há mais de 40 anos que os responsáveis políticos, os investigadores operacionais e os cientistas informáticos se debruçam sobre o planeamento das HHR. O planeamento dos RH é essencial para garantir que o número e o tipo certos de profissionais de saúde possam prestar os serviços certos às pessoas certas no momento certo (Birch et al., 2007), sendo o principal objetivo do planeamento colmatar o fosso entre a oferta e a procura de RH. Em geral, o trabalho de planeamento realizado por diferentes investigadores reflecte interesses divergentes. No entanto, verifica-se que o planeamento do trabalho está fortemente ligado. É de salientar que o planeamento dos RHS representa um desafio importante, uma vez que envolve um grande número de profissionais de saúde e tem em conta o cenário envolvente num determinado horizonte temporal. Tradicionalmente, o planeamento das RHS foi modelado com base na evolução demográfica, a fim de observar a utilização dos serviços. No entanto, ao longo do tempo, não foi tida em conta a evolução da utilização dos serviços numa população.

(Brien-Pallas, Birch e Hil, 2000; Chen, L. et al., 2004; Spetz e Adams, 2006) referiram que a maioria dos países enfrenta alguns dos desafios e complexidades da escassez de mão de obra, de uma combinação desequilibrada de competências, de uma má distribuição, de um ambiente de trabalho negativo e de uma base de conhecimentos fraca. Especialmente num país pobre, o peso da crescente epidemia de VIH/SIDA, da migração e de cuidados de saúde inadequados recai sobre a mão de obra. (Chen et al., 2004) demonstraram que estratégias eficazes de recursos humanos melhoram o desempenho dos sistemas de saúde, mesmo em condições difíceis. A Figura 1 ilustra as estratégias de gestão efectiva da força de trabalho de Chen.

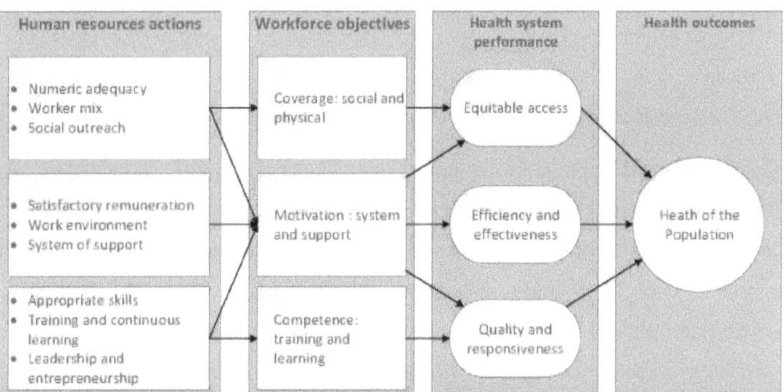

Fig. 1: Estratégias de gestão da força de trabalho

(Kurowski et al., 2007) explicou o projeto de estimativa dos recursos humanos para a saúde na Tanzânia continental por categorias de competências específicas. A projeção mostrou que, até 2015, o número de RHS excederia o número necessário. Por conseguinte, a fim de reduzir o desequilíbrio da mão de obra no sector da saúde no futuro, é necessário ajustar três cenários importantes: o equilíbrio entre entradas e saídas, a produtividade do pessoal e dos serviços e, por último, o ajustamento das qualificações e das categorias profissionais específicas das tarefas. No entanto, a maioria dos profissionais de saúde disponíveis (intervenções prioritárias) limitará o número de trabalhadores na Tanzânia continental e o Governo não conseguiu evitar uma alteração global da cobertura dos serviços de saúde no futuro.

Entretanto, (Tomblin Murphy et al., 2009a) efectuaram uma análise de regressão multivariada com base na estrutura etária dos indicadores populacionais (mortalidade, mobilidade e autoavaliação) para estimar o estado de saúde. A análise mostra que as necessidades de cuidados de saúde no Canadá mudam ao longo do tempo em função da idade. Um planeamento baseado em necessidades constantes e específicas por idade resultaria numa mão de obra de cuidados de saúde pouco fiável. Por conseguinte, as mesmas abordagens não facilitariam a manutenção das necessidades de cuidados de saúde. Este estudo ilustra simplesmente a influência da composição etária e por género da população nas necessidades de cuidados de saúde.

(Nartker et al., 2010) concluíram que os programas de ensino à distância são um dos factores que contribuem para aumentar o número de profissionais de saúde. O ensino à distância é um processo de aprendizagem em que o professor e o aluno se encontram num local fisicamente separado. Em 2008, Nartker examinou e avaliou os programas de ensino à distância do país para profissionais de saúde, bem como os desafios associados a qualificações de recursos humanos semelhantes para os países, a fim de determinar a viabilidade do ensino à distância para satisfazer as necessidades que podem aumentar e ter trabalhadores mais qualificados no sector da saúde. Ao aumentar o pessoal e melhorar as infra-estruturas, o ensino à distância parece ser um método eficaz para aumentar tanto as competências como o número de trabalhadores qualificados no sector da saúde.

Com base no planeamento a longo prazo da oferta de mão de obra no sector dos cuidados de saúde, foram estabelecidas várias chaves para determinar a oferta (Kovner et al., 2011), incluindo:

1. o custo, o tipo e a disponibilidade de programas de formação para enfermeiros diplomados,
2. Tamanho da coorte,
3. Potencial de ganhos relativos,
4. imigração,
5. Mudança das preferências na escolha da profissão de enfermeiro.

No entanto, a decisão de contratação dos empregadores do sector da saúde não se baseou no local onde frequentaram o ensino secundário. Para garantir que as zonas mal servidas disponham de uma mão de obra adequada, os decisores políticos devem aumentar o número de programas de ensino; criar incentivos, através do financiamento do programa, para que os jovens dessas zonas se inscrevam em escolas de profissionais de saúde; apoiar as escolas de profissionais de saúde acreditadas para que implementem o programa; e rever as diretrizes de admissão para os programas de profissionais de saúde e financiar o programa proposto. Se os Estados tiverem dificuldade em reter os licenciados de outros Estados, devem dar prioridade às comunidades locais. Por último, o mais importante é conceder incentivos financeiros a programas destinados a atrair empregadores do sector da saúde para zonas mal servidas, como os Centros de Educação para a Saúde, que proporcionarão alívio aos novos empregadores do sector da saúde.

(Tomblin Murphy e MacKenzie, 2013) investigaram mais aprofundadamente a forma como os serviços de saúde podem ser utilizados numa base de conhecimento para influenciar as decisões sobre a satisfação das necessidades de saúde da população. A fim de reduzir a incerteza e informar a questão emergente da prestação de serviços, o investigador trabalhará com um vasto leque de decisores. As questões que serão abordadas incluem ambientes de trabalho reestruturados, a redução do número de trabalhadores do sector da saúde, tendências e necessidades de trabalho baseadas na força de trabalho, a complexidade dos ambientes de trabalho dos doentes e o impacto na carga de trabalho, bem como a falta de bases de dados analíticas fiáveis e válidas dos trabalhadores do sector da saúde que contribuem para o sistema de saúde.

(Goma et al., 2014) implementou várias estratégias para recrutar e manter o pessoal de saúde nas zonas rurais e remotas. Estas questões devem ser centrais para os futuros esforços de recrutamento e retenção. Entretanto, (Akashi et al., 2015) tentou formular um modelo para os recursos humanos no sector da saúde através da análise de dados e documentos existentes na história japonesa. O resultado são quatro fases de desenvolvimento dos recursos humanos no sector da saúde no Japão:

Fase 1 Escassez de pessoal no sector da saúde ;

A fase 2 caracteriza-se pelo facto de os RH se tornarem rapidamente menos instruídos;

Fase 3 Procedimentos introdutórios destinados a melhorar a qualidade da mão de obra no sector da saúde, por exemplo, através da melhoria da formação em enfermagem.

Fase 4 Profissão principal no sector formal da saúde.

No Japão, foram utilizados vários métodos para facilitar a transição entre estas fases, nomeadamente

(i) Oferece formação profissional de curta duração,

(ii) É exigido um nível inferior de formação profissional para a admissão ,

(iii) Uma escola de saúde completa

(iv) Procedimento de melhoria da qualidade.

Por último, o Governo japonês concentrou-se em aumentar a oferta de profissionais de saúde, facilitando os requisitos de entrada, reduzindo a duração da formação e melhorando as instituições de ensino no domínio da saúde, antes de introduzir a cobertura universal de saúde (UHC). Posteriormente, o governo concentrou-se em melhorar a qualidade da mão de obra no sector da saúde através de uma melhor formação e de programas que permitissem aos RHS passar um exame de licenciamento para se tornarem especialistas em educação para a saúde.

Além disso, (Fort et al., 2015) tinham-se esforçado por melhorar as políticas e a gestão dos RHS, centrando-se no elemento humano, a fim de obter um maior impacto nas capacidades institucionais e humanas. Com base na análise, a avaliação do impacto e da difusão das políticas e práticas de gestão dos RHS nas unidades do sector privado revelou mudanças significativas a diferentes níveis para a instituição, o indivíduo (gestor e pessoal de saúde) e, em certa medida, para a prestação de serviços.

Há poucos investigadores envolvidos no planeamento dos sistemas de saúde. A maior parte deles faz parte do planeamento dos RHS, que abrange a oferta, a procura, a economia e a produtividade (população, estado de saúde e nível dos serviços). O Apêndice A apresenta um breve resumo destas actividades. É evidente que a questão do planeamento dos RHS foi abordada numa vasta gama de artigos de investigação. É igualmente evidente que alguns trabalhos da literatura descreveram e abordaram o problema em termos simplificados. Além disso, a maior parte das abordagens actuais centra-se mais na adaptação dos cenários circundantes do que na colmatação do fosso entre a oferta e a procura no planeamento de RH. O planeamento de RH requer uma simulação dinâmica do modelo, uma vez que as variáveis evoluem de forma flexível ao longo do horizonte temporal.

CAPÍTULO 3

. Com base na oferta e na procura

O objetivo do planeamento dos sistemas de saúde é encontrar um equilíbrio ou eliminar o desequilíbrio entre o que está disponível e o que é realmente necessário para prestar serviços de saúde aos doentes. Para o conseguir, todos os sectores ou instituições de saúde devem fornecer uma base de dados nacional permanente, fiável e válida (Brien-Pallas et al., 2000). Estes dados são controlados por abordagens da oferta e da procura.

Existem vários métodos de análise dos empregadores para efeitos de previsão, desde métodos descritivos a métodos preditivos, nas perspectivas da demografia, da epidemiologia, da economia e da engenharia económica (Brien-Pallas et al., 2001a, 2001b). Todos eles argumentaram que a maior parte do planeamento tradicional dos recursos humanos não tinha em conta os complexos factores de influência e o impacto das decisões em matéria de recursos humanos na saúde da população, nos resultados dos prestadores e no custo de uma decisão. Na sua opinião, o facto de não se ter em conta a natureza variável e endógena de outros factores de produção dos cuidados de saúde no planeamento dos recursos humanos conduz a erros na verificação da adequação da oferta existente. A produtividade dos serviços de saúde tem sido tida em conta no planeamento dos recursos humanos, a fim de melhorar a eficácia e a eficiência do planeamento dos recursos humanos (Birch et al., 2003).

(Bloor, 2003) mencionou que existem duas fraquezas principais no planeamento da oferta e da procura de recursos humanos para os cuidados de saúde. A Figura 2 mostra um exemplo de pressupostos sobre a oferta de mão de obra médica:

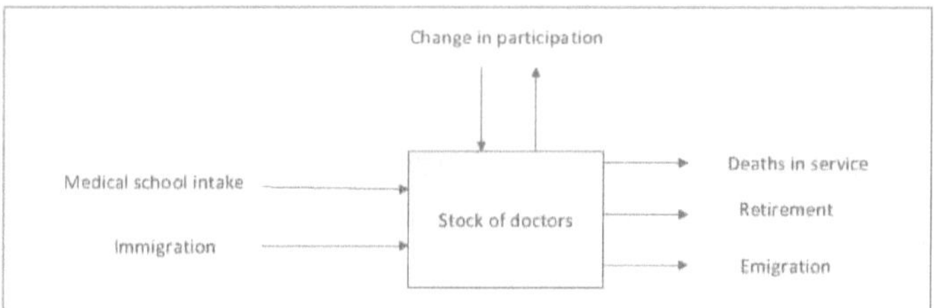

Fig. 2. Medical Workforce Supply

1. A atenção prestada ao estudo separado da afetação dos médicos é menor. Esta abordagem ignora a relação entre o pessoal de saúde e a eventual substituição de pessoal (por exemplo, a utilização de enfermeiros anestesistas em vez de médicos).

2. O stock de mão de obra imigrante para qualquer país é estimado através da extrapolação de séries cronológicas de dados sobre a criação de empresas. Regra geral, este método não tem em conta factores comportamentais (por exemplo, o aumento da emigração no Reino Unido no início dos anos 60 devido ao grande número de oportunidades de emprego no estrangeiro e à queda do rendimento real nacional relativo). Esta procura imperfeita das famílias foi compensada pela inclusão de uma abordagem do lado da oferta que utiliza um parâmetro fixo (por exemplo, o rácio

médico/população).

(Lodi et al., 2015) referem que a necessidade de profissionais de saúde é influenciada pelas alterações sociodemográficas da população, pelas inovações nas tecnologias actuais e pelos modelos organizacionais. Por conseguinte, o processo de planeamento dos recursos humanos no sector da saúde é uma tarefa complexa. Lodi propõe um sistema de apoio à decisão para apoiar o planeamento e a previsão dos recursos humanos no sector da saúde na região de Emilia-Romagna. O modelo de tomada de decisão que apoia os planeadores regionais tem duas componentes principais. Em primeiro lugar, o modelo que descreve o comportamento da oferta e da procura de pessoal de saúde é simulado ao longo do tempo. Em segundo lugar, o modelo é optimizado de modo a avaliar os desequilíbrios resultantes do modelo de simulação e a reduzir o fosso entre o pessoal disponível e o necessário através das abordagens de financiamento óptimas recomendadas.

(Whittaker et al., 2015) salientou a importância das necessidades em oposição aos requisitos. Para alcançar as mudanças desejadas na saúde, os consumidores de cuidados de saúde dependem fortemente das recomendações dos prestadores sobre os serviços a utilizar. Consequentemente, a procura não depende apenas da oferta, mas é também medida em termos de utilização ou de despesas com os cuidados de saúde. O melhor a fazer é ter em conta e, por conseguinte, manter as necessidades de cuidados não satisfeitas e a utilização excessiva dos serviços. De uma forma ou de outra (S. Birch et al., 2015), o objetivo dos sistemas de saúde tem sido satisfazer as necessidades da população, adoptando estas abordagens baseadas na procura.

3.1. Metodologia de implantação

O modelo de cuidados foi utilizado para modelar o processo de formação, a fim de prever o número de pessoas que entram na profissão em cada ano. De qualquer modo, a produtividade do pessoal médico não é constante, uma vez que alguns profissionais são mais difíceis ou melhores do que outros. Além disso, a organização da mão de obra no sector da saúde pratica sempre uma combinação de qualificações entre os diferentes profissionais de saúde e entre os diferentes graus de trabalho, a fim de responder às necessidades do sistema de saúde.

Num outro caso (Alamgir et al., 2007), foi referido que os riscos de lesões relacionados com o pessoal de saúde direto podem ter um impacto, em primeiro lugar, nos cuidados de saúde do pessoal de uma organização, o que pode levar à falta de pessoal e ao stress devido a mudanças organizacionais. Em segundo lugar, podem ter um impacto no envelhecimento do pessoal e dos doentes, nos doentes e nos obesos. É importante proteger o pessoal de saúde das lesões profissionais, a fim de

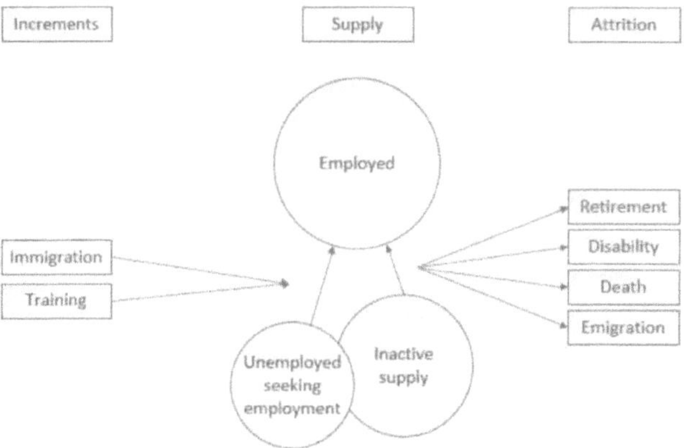

Fig. 3: Componentes da oferta de mão de obra no sector da saúde, fontes de crescimento e emigração
melhor qualidade dos cuidados prestados aos doentes, melhoria da moral e aumento da produtividade através da redução do absentismo. (Kurowski et al., 2007) definiu a produtividade como o tempo gasto na realização de actividades relacionadas com os serviços, direta ou indiretamente para o doente. A Figura 3 ilustra as componentes das fontes (oferta), do aumento e da rotação do pessoal de saúde.

A idade dos trabalhadores do sector da saúde é um dos factores que influenciam a determinação da oferta. (Sutrisno e Handel, 2011) sugeriram o aumento da imigração para trabalhadores em idade produtiva, a introdução de incentivos para ter mais filhos, o aumento da idade da reforma e a promoção da igualdade de género como medida política para obter melhores resultados para a estrutura etária da população. Esta medida aumenta indiretamente a taxa de natalidade, aumenta a população em idade ativa e reduz a taxa de população idosa, conduzindo a uma estrutura etária da população mais estável.

(Gail T. M. et al., 2009) examinaram as necessidades de cuidados médicos nas coortes de nascimento canadianas entre 1994 e 2005. A análise baseou-se na morbilidade, na mortalidade e na saúde auto-avaliada da população. Esta análise foi efectuada com base no modelo etário de saúde por ano de nascimento, estimado através de regressão multivariada. A análise mostra que a probabilidade de mortalidade, de problemas de mobilidade e de dor aumenta com a idade, sendo a taxa de variação maior para as pessoas nascidas mais cedo. A probabilidade de saúde precária aumenta com a idade, enquanto a taxa de variação com a idade se mantém constante ao longo do ano de nascimento.

(Tomblin Murphy et al., 2009a), ainda não existem medidas diretas da necessidade de cuidados de saúde, mesmo que a componente da necessidade tenha sido determinada. O problema de saúde para determinar indiretamente a necessidade de cuidados de saúde pode mudar ao longo do tempo com base na diferença de idade das necessidades de cuidados.

3.2. Metodologia de aplicação

A procura de cuidados de saúde é definida como uma quantidade suficiente de cuidados de saúde prestados aos indivíduos de uma população durante um determinado período de tempo até à sua recuperação total. Atualmente, noutros mercados, a dimensão da população, os rendimentos e as preferências são utilizados para determinar a procura total de serviços de saúde. Além disso, na maioria dos países, as despesas com tratamentos médicos excedem o que é possível. Os serviços são limitados em função da disponibilidade ou da capacidade de pagamento do doente. Os doentes que não podem pagar os tratamentos médicos podem significar que a procura efectiva (a necessidade de serviços de saúde) não pode ser medida corretamente, mesmo que exista.

(Brien-Pallas et al., 2000) concluíram que são necessários dados sobre a saúde da população para estimar quem utiliza efetivamente os serviços de cuidados domiciliários. A partir de uma compreensão das necessidades de saúde, é possível fazer comparações entre regiões de saúde, tanto para o planeamento dos cuidados domiciliários como para a prevenção de doenças. O desempenho global do sistema foi estudado para determinar o impacto das decisões relativas aos recursos humanos com base na recolha de rotina de dados sobre a utilização, os custos e os resultados por cliente.

Em 2005, Dreesch sublinhou que o planeamento dos cuidados de saúde é um processo complexo. É necessário ter em conta dois aspectos: por um lado, os aspectos técnicos envolvidos na estimativa do número, das qualificações e da distribuição do pessoal de saúde para satisfazer as necessidades de saúde da população e, por outro, a influência da política de saúde com base nas actuais restrições orçamentais e de recursos impostas pelos decisores. (Dreesch, 2005) enumerou seis etapas para o desenvolvimento de uma metodologia de estimativa das necessidades de pessoal para intervenções de saúde prioritárias. A Figura 4 ilustra a abordagem de planeamento das necessidades de pessoal. Esta abordagem inclui as seguintes etapas:

(1) Identificar as necessidades de serviços com base na incidência e na prevalência dos problemas de saúde, nas caraterísticas demográficas da população e nos planos estratégicos postos em prática pelo sector da saúde.

(2) identificar as acções necessárias para a prestação de serviços em cada nível de cuidados, em conformidade com as estratégias propostas pelos diferentes programas.

(3) Identificar as tarefas e as competências necessárias para uma determinada tarefa, analisando o posto de trabalho.

(4) Para cada intervenção, o tempo necessário para cada nível de cuidados é estimado com base em pareceres de peritos do programa ou em dados de estudos.

(5) Identificar a possível combinação de competências e as potenciais poupanças de tempo resultantes das diferentes competências e do aumento da produtividade.

(6) Ajustar os equivalentes a tempo inteiro para obter uma estimativa.

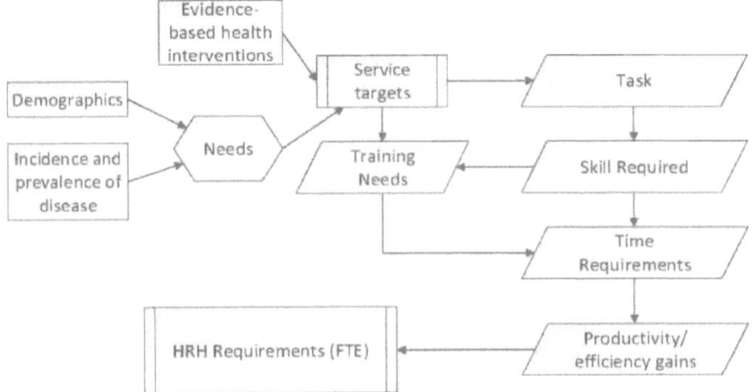

Fig. 4: Abordagem dos objectivos de serviço adaptada ao planeamento dos RH

(Bakker e Demerouti, 2007) demonstrou como o modelo Exigências-Recursos do Trabalho (JD-R) pode ser utilizado como modelo de referência para melhorar o bem-estar dos trabalhadores. A Figura 5 ilustra que o modelo JD-R inclui duas categorias principais, nomeadamente as exigências do trabalho e os recursos do trabalho, que influenciam os factores de risco no trabalho. As exigências do trabalho baseiam-se em :

1. Física.
2. Psicológico (cognitivo e emocional).
3. Aspectos sociais ou organizacionais da atividade.

Enquanto os recursos de trabalho são :

1. Funcional para atingir o objetivo.
2. Reduzir as exigências do trabalho e os custos fisiológicos e psicológicos associados.
3. Promover o crescimento, a aprendizagem e o desenvolvimento pessoal.

Um trabalhador pode estar sujeito a pressões que podem levar à exaustão e a problemas de saúde. O modelo JD-R visa também um processo motivacional, baseado no princípio de que os recursos de trabalho desempenham um papel na motivação, de modo a promover o crescimento do trabalhador, e que desempenham um papel importante na consecução dos objectivos de trabalho.

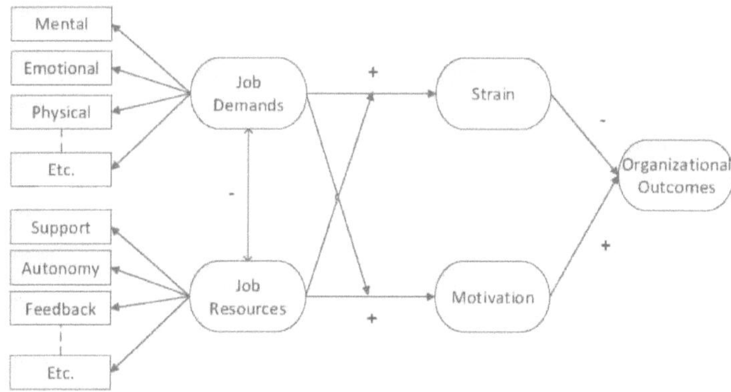

Fig. 5. The Job Demands-Resources Model

As lesões relacionadas com o trabalho também influenciam a procura de mão de obra no sector dos cuidados de saúde. (Alamgir et al., 2007) realizaram um estudo sobre o impacto dos cuidados diretos aos doentes na organização dos cuidados de saúde na Colúmbia Britânica e no Canadá. As taxas de lesões representam o número de lesões por 100 postos de trabalho equivalentes a tempo inteiro (ETI). Foi utilizada uma equação de estimativa geral para determinar o risco de lesões nas profissões de cuidados diretos (enfermeiros, auxiliares e assistentes de enfermagem). Os resultados mostram que o risco para as profissões de cuidados diretos varia de acordo com as tarefas e é satisfeito em cada procedimento de cuidados de saúde.

3.3. *Finanças*

A viabilidade financeira do sistema de saúde financiado para os países em desenvolvimento é um desafio para os decisores políticos. Em muitos países, os recursos financeiros são afectados à saúde humana. Devido ao desenvolvimento de novas tecnologias, ao envelhecimento da população e às crescentes expectativas do público em relação ao sistema de saúde, as necessidades financeiras dos cuidados de saúde estão a aumentar (S. Birch et al., 2015).

Segundo (Hotchkiss, Banteyerga e Tharaney, 2015), tanto os factores financeiros como os não financeiros são importantes para a motivação do pessoal de saúde. Uma avaliação recente revelou que o pessoal de saúde apresenta sinais negativos no desempenho das suas funções. Os profissionais de saúde sofrem de falta de motivação e de insatisfação no trabalho, nomeadamente no que diz respeito ao emprego, às oportunidades de formação contínua, à tutoria e às condições físicas do local de trabalho, que ainda não estão à altura. Estas questões podem potencialmente conduzir a uma série de problemas na prestação de serviços de saúde, a uma falta de responsabilização pelas necessidades dos doentes e ao absentismo. No entanto, a invenção não é dirigida a nenhuma parte em particular, mas a intervenção era necessária para melhorar a motivação do pessoal de saúde.

(Bloor, 2003) resume que as limitações do planeamento dos recursos humanos persistem porque os decisores políticos não têm consciência de que existe uma abordagem mais estratégica, abrangente e rentável e porque os investigadores e economistas não conseguiram convencer os decisores políticos de que o método é mais produtivo.

O planeamento dos recursos humanos é muito coerente em todo o país, incluindo no sector da saúde. Este conservadorismo consistente é o resultado dos decisores políticos, bem como dos constrangimentos da realidade política do mercado da saúde e de questões económicas menos curiosas no mercado de trabalho da saúde. A nível internacional, a profissão médica tem conseguido tirar partido das forças de mercado para alcançar um elevado nível de remuneração, um retorno significativo para os investidores no ciclo de vida da formação médica e uma maior autonomia profissional.

(Sutrisno e Handel, 2011) descreve a forma como a estrutura da população tem sido influenciada pelas mudanças nos indicadores económicos e destaca também o efeito de feedback da estrutura etária da população sobre os indicadores económicos. A análise resultante mostra que as tendências actuais continuarão e não serão influenciadas se o governo não intervier de forma adequada.

De acordo com (Lopes, Almeida e Almada-Lobo, 2015), embora as necessidades sejam fundamentais, não podem ser separadas dos requisitos económicos, uma vez que o orçamento se baseia nas condições económicas actuais. Mesmo um país não seria capaz de fornecer todos os serviços de saúde que satisfaçam plenamente as necessidades. A relação entre os volumes dos prestadores de cuidados de saúde e o preço dos serviços de saúde (custo) é ilustrada na Figura 6. Se a área de retenção em B for superior ao produto interno da economia, não é possível satisfazer todas as necessidades de cuidados de saúde sentidas pela população.

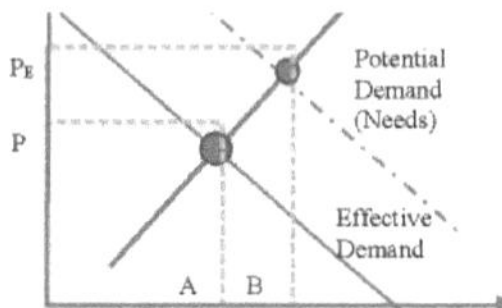

Fig. 6: A relação entre as quantidades de

Serviços de saúde prestados e preços dos serviços de saúde

Embora o quadro da abordagem econométrica seja útil para analisar a relação entre existências, salários, procura e orçamento, é limitado em termos de adequação. A influência das mudanças no sistema de saúde, o impacto das políticas governamentais, a pressão sobre o orçamento e os factores políticos/sociais/econométricos fazem com que as necessidades de saúde da população não sejam satisfeitas. A fim de melhorar a qualidade da modelização das necessidades em matéria de RHS, o impacto dos custos não deve ser utilizado como referência para modelizar o utente, os profissionais de saúde e o sistema, mesmo que seja importante.

3.4. Os Objectivos de Desenvolvimento do Milénio

Os Objectivos de Desenvolvimento do Milénio (ODM) são as metas quantificadas de oito objectivos internacionais de desenvolvimento que visam erradicar a pobreza e a fome, reduzir a mortalidade infantil, melhorar a saúde materna, combater a habitação inadequada, promover a igualdade entre os sexos e a educação e desenvolver a sustentabilidade ambiental. No contexto da realização dos ODM até 2015, os recursos humanos no sector da saúde foram identificados como o principal desafio para alcançar este objetivo. O planeamento dos recursos humanos no sector da saúde é um processo complexo que exige que os responsáveis pelo planeamento e os decisores do sector da saúde analisem seriamente a avaliação do que é necessário para atingir estes objectivos. Devem ser tidos em conta os aspectos técnicos da estimativa do número, das profissões e da distribuição do pessoal, a fim de satisfazer as necessidades da população. Em ambos os casos, devem também ser tidos em conta os condicionalismos de planeamento associados às implicações políticas e à avaliação da política de saúde (Hongoro e McPake, 2004; Kurowski et al., 2007; Dreesch, 2005).

(El-Jardali et al., 2007) analisou as provas relativas aos sistemas de saúde com base nos dados atualmente disponíveis, a fim de melhorar o desempenho dos sistemas de saúde. El-Jardali propôs que se aumentasse o número de profissionais de saúde em muitos países da Região Mediterrânica Oriental (RME) e que se investisse adequadamente noutros factores determinantes da saúde. Estas medidas ajudarão a reduzir o fosso entre a RME e as regiões mais desenvolvidas do mundo. Os países devem ter em conta não só o número de profissionais, mas também a gestão da sua mão de obra, a fim de garantir que as necessidades do sistema de saúde são satisfeitas de forma adequada.

Alguns países de baixo rendimento estabeleceram o objetivo de melhorar o acesso ao tratamento do VIH/SIDA. No entanto, há uma série de factores que dificultam a concretização deste objetivo. Os países de rendimento baixo e médio não dispõem dos recursos humanos dos países de rendimento elevado. Este facto leva a um declínio da qualidade e da produtividade dos profissionais de saúde nos países de baixo rendimento. Uma das estratégias disponíveis para resolver este problema é aumentar o número de médicos e enfermeiros através da formação, mas esta possibilidade é muito limitada (Hongoro e McPake, 2004).

CAPÍTULO 4

SAÚDE RECURSOS HUMANOS ABORDAGENS

Esta secção apresenta e discute as principais abordagens ao planeamento de recursos humanos no sector da saúde publicadas na literatura científica. Os trabalhos foram agrupados e descritos de acordo com o tipo de método utilizado. Foram propostas e utilizadas diferentes abordagens para estimar a oferta e a procura de recursos humanos no sector da saúde. Os diferentes métodos baseiam-se em pressupostos diferentes, requerem dados diferentes, implicam custos diferentes e respondem a um grande número de questões. A OMS define as abordagens relativas à mão de obra no sector da saúde como uma tentativa de se concentrar em todas as fases do ciclo de vida da mão de obra no sector da saúde, desde o recrutamento até à reforma.

Desde 1972, foram publicados muitos trabalhos sobre os diferentes factores que influenciam a oferta e a procura no planeamento dos recursos humanos no sector da saúde, de acordo com diferentes cenários. A maioria das abordagens matemáticas é utilizada no desenvolvimento do modelo. Os primeiros trabalhos (Grossman, 1972; Cascio, 1990; Pohlmeier e Ulrich, 1995; Barney e Wright, 1997; Schriesheim et al., 1999; Brien-Pallas et al, 2000; Standing, 2000) são quase todos exemplos de modelos de previsão que demonstram a sua exatidão em função da situação, mas nenhum destes trabalhos conseguiu comprovar a exatidão da previsão a longo prazo ou da estimativa das necessidades de saúde de uma grande área geográfica ou de uma população mais vasta (O'Brien-Pallas et al., 2001a).

No início do ano de investigação de 2000, (Brien-Pallas et al.) identificaram três conceitos-chave para o planeamento dos RHS: abordagens baseadas na utilização, abordagens baseadas na procura e abordagens baseadas na procura efectiva. Esta abordagem pode ser aplicada a diferentes estudos de caso, por exemplo, a realidades epidemiológicas, económicas e políticas. Por conseguinte, em função da base filosófica do sistema de saúde, oferece melhores oportunidades para alcançar as políticas pertinentes. Para atingir estes objectivos, (Dreesch, 2005) propôs uma abordagem metodológica para estimar as necessidades de recursos humanos no sector da saúde, com base na abordagem dos objectivos de desempenho e na análise funcional dos postos de trabalho. As principais restrições à prestação de cuidados de saúde são as seguintes

1. O fraco sistema financeiro resultou num número insuficiente de profissionais de saúde.
2. O pessoal de saúde estava distribuído de forma desigual entre os diferentes níveis.
3. Elevada rotatividade e baixa taxa de substituição.
4. Os programas de formação e de ensino são inadequados ou insuficientes e não estão adaptados às necessidades.
5. políticas e práticas deficientes em matéria de desenvolvimento dos recursos humanos (estruturas de carreira, condições de trabalho e remuneração deficientes)
6. Aumento da rotação do pessoal .
7. Falta de apoio das autoridades de controlo.
8. Falta de integração com o sector privado.
9. Falta de acesso a recursos de informação e conhecimento.
10. Menos entusiasmado e menos motivado.

(Birch et al., 2007), as abordagens tradicionais do planeamento dos recursos humanos centraram-se no impacto das alterações demográficas nas necessidades de mão de obra no sector da saúde. As necessidades de pessoal eram geralmente planeadas com base na dimensão e na composição demográfica da população. Com base na produção de serviços de saúde e nos factores que influenciam as necessidades de pessoal, é desenvolvido um quadro analítico mais amplo. É de notar que existem quatro elementos que influenciam as necessidades de recursos humanos: demografia, epidemiologia, padrões de cuidados e produtividade dos prestadores.

Em termos de aplicação prática, foram utilizados algoritmos matemáticos tradicionais para desenvolver um modelo de planeamento de recursos humanos no sector da saúde. Esta complexidade no sector da saúde deve-se ao facto de existirem demasiadas partes interessadas com diferentes antecedentes, perspectivas e opiniões sobre as prioridades de gestão do sistema (Alexandersdottir e Ingason, 2013).

Para a maior parte dos problemas reais, o objetivo da previsão dos futuros RH tem sido colmatar o fosso entre os factores de oferta e de procura que afectam o planeamento dos RH. Os administradores de RH esperam do modelo de planeamento dos serviços estimativas fiáveis das necessidades futuras de recursos humanos e uma precisão aceitável das previsões e projecções.

Foram desenvolvidos vários modelos para resolver o problema real do planeamento da HHR (por exemplo). Estes modelos serão examinados em pormenor mais adiante neste artigo. (O'Brien-Pallas et al., 2001a) discutem a relevância da investigação operacional e do fator de impacto para o planeamento dos RHS, a fim de obter um resultado mais prático. Os três modelos "orientado para a procura", "orientado para a utilização" e "orientado para a procura" fornecem estimativas muito diferentes das necessidades futuras de RH. Nalgumas contribuições, é encontrada uma solução através da aplicação de abordagens híbridas (Pohlmeier e Ulrich, 1995). Algumas destas abordagens ainda são relevantes para a investigação atual (Birch et al., 2007, 2015; Tomblin Murphy et al., 2009a; Goma et al., 2014; Akashi et al., 2015; Lopes et al., 2015; Whittaker et al., 2015). Nos trabalhos mais recentes, o problema tem sido abordado com recurso a algoritmos matemáticos. Todas estas abordagens são analisadas de seguida.

4.1. Abordagem baseada nas necessidades

(Brien-Pallas et al., 2000) mostraram que existe uma ligação entre as necessidades de saúde e factores socioeconómicos como a idade, o nível de educação, o emprego e o rendimento. A relação entre as necessidades de saúde da população, certos indicadores socioeconómicos e a utilização de serviços de cuidados domiciliários tem de ser claramente compreendida. No entanto, para dispor de uma força de trabalho estável e aceitável no futuro, é importante considerar a quantidade e o tipo de recursos humanos necessários para satisfazer as necessidades de saúde da população, bem como a forma de gerir o capital humano e físico.

A investigação foi continuada por (O'Brien-Pallas et al., 2001). De acordo com a sua investigação, a abordagem epidemiológica desempenha um papel importante na representação das necessidades de mão de obra no sector da saúde com base nas necessidades da população por idade e sexo, que são independentes da utilização atual dos serviços, mas que estão ligadas às necessidades de outros recursos humanos no sector da saúde. Esta abordagem garante que o recurso imediato aos prestadores de cuidados de saúde não conduza a desigualdades e ineficiências. Até agora, as necessidades não estão a ser satisfeitas de todo. Esta abordagem assenta em três pressupostos básicos:

1. Todas as necessidades de cuidados médicos podem e devem ser satisfeitas.
2. As necessidades podem ser identificadas e implementadas através de um método eficaz em termos de custos.
3. A utilização dos serviços de saúde depende do nível de necessidade.

Anteriormente, (Birch et al., 2007; Tomblin Murphy et al., 2009b) aplicaram um quadro analítico para a prestação de serviços de saúde e utilizaram-no para identificar as múltiplas necessidades de recursos humanos no sector da saúde. Este quadro analítico estabelece uma ligação entre os princípios dos modelos teóricos e os princípios do desenvolvimento de políticas de recursos humanos no sector da saúde. O modelo concetual de planeamento dos recursos humanos apresentado em O'Brien-Pallas et al (2001) foi integrado no quadro analítico (ver Figura 7).

O quadro centra-se na estimativa da necessidade de serviços para satisfazer as necessidades da população e na prestação desses serviços como fluxos de saída. As necessidades futuras de recursos humanos dependem de quatro factores: alterações na dimensão e na composição demográfica da população (demografia), o estado de saúde da população (epidemiologia), o nível de serviços de saúde exigido pelos indivíduos em diferentes níveis de doença (nível de serviços) e os serviços prestados por unidade de tempo (produtividade dos prestadores). A aplicação do quadro é ilustrada por cenários hipotéticos.

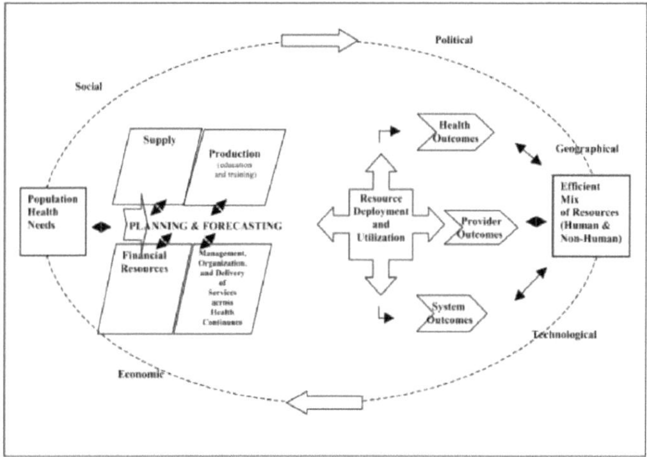

Fig. 7: Quadro baseado nas necessidades

Este modelo concetual descreve a influência das necessidades e da oferta de recursos humanos sobre a população (necessidades em matéria de saúde, de educação e de formação, fornecedores, organização do trabalho e da produção, bem como os contextos habituais em que todos estes elementos são vividos). O quadro analítico deve ter em conta o nível de oferta em função da política educativa e do contexto social, político, geográfico e económico. O quadro analítico inclui uma componente independente da oferta e das necessidades dos fornecedores.

(Birch et al., 2007) afirmam que o fornecedor é medido em horas de trabalho, o que pode ser deduzido da seguinte forma:

- Fornecedor Oferta no momento $t\left(N^{st}\right)$ = (Total de horas de mão de obra do fornecedor no momentO $t\left(L^{st}\right)$)

(a) Prestador de serviços em equivalência a tempo inteiro (ETI) Horas de trabalho no horário $t\left(W^{t}\right)$)

$N^{st}=\frac{L^{st}}{W^{t}}$ Prestadores de serviços ETI Oferta (disponível)

- $\left(L^{st}\right)$ = (percentagem do stock ativo no momento $t\left(I^{t}\right)$) x o nível de atividade(trabalho

horas) de existências activas no momento $t\left(K^{t}\right)$) x (Número do prestador (atual)no momento

$$L^{st}=M^{t}\times I^{t}\times K^{t}$$

- **Número de fornecedores (stock atual) no momento** $t\left(M^{t}\right)$ = Stock de fornecedores em

período anterior $t\left(M^{t-1}\right)$ + Entradas de fornecedores no momento $t\left(In^{t}\right)$ - Saídas de

fornecedores no momento $t\left(O^{t}\right)$

Quando se considera o grupo etário (i) e o género (j),

$$M^{t}=M^{t-1}+In^{t}-O^{t}$$

$$N^{st}=\frac{\sum_{ij}L^{st}_{ij}}{W^{t}}=\frac{\sum_{ij}\left[l^{t}_{ij}\times k^{t}_{ij}\times M^{t}_{ij}\right]}{W^{t}}$$

Classificação
Fornecedor da necessidade

N^{rt}	:	Necessidades totais de prestadores de serviços no momento t
P^{t}	:	Demografia (dimensão da população no momento t)
$[H/P]^{t}$	:	Epidemiologia
$[Q/H]^{t}$	:	Nível de serviço
$[N/Q]^{t}$	:	Produtividade do prestador

O requisito total de prestador ETI é dado por,

$$N^{rt}=\left(\frac{N}{Q}\right)^{t}\times\sum_{ij}\left[\left(\frac{Q_{ij}}{H_{ij}}\right)^{t}\times\left(\frac{H_{ij}}{P_{ij}}\right)^{t}\times P^{t}_{ij}\right] \quad (2)$$

N ^{rt}= (Produtividade dos prestadores ETI invertidos) x (Número total de serviços de saúde necessários para a população total)

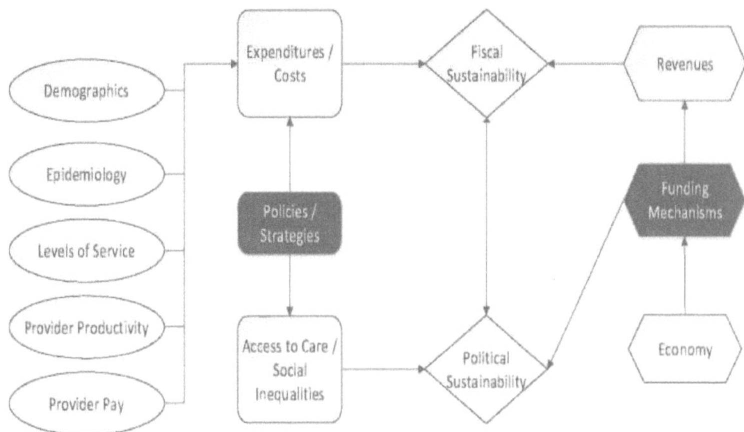

Fig. 8. Healthcare System Sustainability Framework

(Whittaker et al., 2015) chamaram a atenção para as necessidades no modelo de cuidados de saúde, sendo possível analisar como variam as necessidades dos componentes dos cuidados de saúde e utilizar os factores que provocam alterações na modelação para orientar o planeamento futuro dos serviços de saúde. A figura 8 ilustra a evolução do quadro de planeamento dos recursos humanos de saúde com base nas necessidades. Este quadro prevê o total das despesas de saúde como o produto do número de serviços de saúde prestados e o custo médio por serviço. As prestações totais são determinadas com base na dimensão total da população, no estado de saúde da população e na prestação média por pessoa em função do estado de saúde. O quadro 1 ilustra a classificação dos factores que influenciam a oferta e a procura no âmbito da abordagem do lado da procura.

Quadro 1: Factores que influenciam a oferta e a procura de recursos humanos no sector da saúde

Planeamento

Needs Based		Influence Factors	Author
Supply	Inflow	Population Growth In	(Brien-pallas et al., 2000; O'Brien-Pallas et al., 2001b)
		Training	(Brien-pallas et al., 2000; O'Brien-Pallas et al., 2001b; Hongoro and McPake, 2004; Birch et al., 2005, 2007; Chopra et al., 2008; Kovner et al., 2011; Goma et al., 2014)
		Recruitment and retention	(Akashi et al., 2015; Alamgir et al., 2007; S. Birch et al., 2003; Stephen Birch et al., 2007; Bloor, 2003; Chen et al., 2004; Duncan et al., 2012; Goma et al., 2014; Linda O'Brien-Pallas et al., 2001)
		Intake	(Bloor, 2003; Tomblin Murphy et al., 2009b; Lodi et al., 2015; Lopes et al., 2015)
		Shortages	(Hongoro and McPake, 2004; May et al., 2006; Spetz and Adams, 2006; Alamgir et al., 2007; Birch et al., 2007; Leggat et al., 2010; Nartker et al., 2010; Tomblin Murphy and MacKenzie, 2013; Tomblin Murphy et al., 2013; Goma et al., 2014)
		Educational policies	(Birch et al., 2005, 2007)
		Registered Nurses	(Birch et al., 2007; Tomblin Murphy et al., 2009b, 2013; Kovner et al., 2011; Tomblin Murphy and MacKenzie, 2013)

		Culture Organisation	(Brazil et al., 2010)
		Prevailing Social	(Birch et al., 2007)
		Aging population	(Birch et al., 2003, 2005, 2007, 2015; El-Jardali et al., 2007; Tomblin Murphy et al., 2009a, 2009b; Sutrisno and Handel, 2011; A Patient Flow Model of Singapore ' s Healthcare System, 2012; Lodi et al., 2015)
		Distance of learning	(Nartker et al., 2010; Kovner et al., 2011)
	stock	HHR Population / The stock of individual / Staffing	(Pohlmeier and Ulrich, 1995; O'Brien-Pallas et al., 2001a, 2001b; Bloor, 2003; Birch et al., 2005, 2007; Spetz and Adams, 2006; El-Jardali et al., 2007; Kurowski et al., 2007; Tomblin Murphy et al., 2009b, 2013; Sutrisno and Handel, 2011; Alexandersdottir and Ingason, 2013; Whittaker et al., 2015; Hotchkiss et al., 2015; O'Donnell, 2015)
		Skill Mix	(Brien-pallas et al., 2000; Standing, 2000; O'Brien-Pallas et al., 2001a, 2001b; Bloor, 2003; Hongoro and McPake, 2004; El-Jardali et al., 2007; Chopra et al., 2008; Lodi et al., 2015; Lopes et al., 2015)
		Full Time and Part Time	(Association, n.d.; O'Brien-Pallas et al., 2001a; Birch et al., 2005; El-Jardali et al., 2007; Tomblin Murphy et al., 2009b)
		Exit	(Cascio, 1990; Standing, 2000; Birch et

			al., 2005; Tomblin Murphy et al., 2009b; Fort et al., 2015; Lodi et al., 2015; Lopes et al., 2015)
		Death / Mortality	(Chen et al., 2004; Chopra et al., 2008; Dreesch, 2005; El-Jardali et al., 2007; Goma et al., 2014; Sutrisno and Handel, 2011; Gail Tomblin Murphy, Kephart, et al., 2009)
		Retirement	(O'Brien-Pallas et al., 2001a; Birch et al., 2005, 2007; Dreesch, 2005; El-Jardali et al., 2007; Brailsford, 2008; Chopra et al., 2008; Tomblin Murphy et al., 2009a; Sutrisno and Handel, 2011; Duncan et al., 2012; Lodi et al., 2015; Lopes et al., 2015)
		Migration	(O'Brien-Pallas et al., 2001a, 2001b; Bloor, 2003; Hongoro and McPake, 2004; Birch et al., 2005, 2007; Kurowski et al., 2007; Sutrisno and Handel, 2011; Goma et al., 2014; Lopes et al., 2015)
	outflow	Full-Time Equivalent	(O'Brien-Pallas et al., 2001a; Birch et al., 2005, 2007; Alamgir et al., 2007; Kurowski et al., 2007; Mark et al., 2009; Tomblin Murphy et al., 2009b, 2013; Lopes et al., 2015)
		Service Delivery	(Stephen Birch et al., 2007, 2005; Bloor, 2003; Dreesch, 2005; Fort et al., 2015; Kurowski et al., 2007; Lopes et al., 2015;

			Linda O'Brien-Pallas et al., 2001; Standing, 2000; G. Tomblin Murphy et al., 2013; Gail Tomblin Murphy and MacKenzie, 2013)
		Occupancy of hospital beds	(Brailsford, 2008; Gunal et al., 2010)
		Waiting lists and Referral rates	(Brailsford, 2008)
		Facilities and Technology	(Carpenter, 2011; Hotchkiss et al., 2015; Gail Tomblin Murphy et al., 2009)
		Level of provider commitment to service provision	(Brien-pallas et al., 2000; Tomblin Murphy et al., 2009b)
		Slow health system reform	(El-Jardali et al., 2007)
		Morbidity	(Pohlmeier and Ulrich, 1995; Standing, 2000; O'Brien-Pallas et al., 2001a; Hongoro and McPake, 2004; Birch et al., 2005, 2007; Alamgir et al., 2007; Chopra et al., 2008; Tomblin Murphy et al., 2013, 2009a; Lopes et al., 2015)
		Financial/current economy/government budget	(Association, n.d.; Pohlmeier and Ulrich, 1995; Standing, 2000; Brien-pallas et al., 2000; Bloor, 2003; Hongoro and McPake, 2004; Chen, L., Evans, T., Anand, S., Boufford, J.I., Brown, H., Chowdhury, M., Cueto, M., Dare, L., Dussault, G., Elzinga, G. and Fee,

			2004; Dreesch, 2005; Homer and Hirsch, 2006; May et al., 2006; Bakker and Demerouti, 2007; Tomblin Murphy et al., 2009b; Leggat et al., 2010; Kovner et al., 2011; Alexandersdottir and Ingason, 2013; Goma et al., 2014; Lopes et al., 2015; O'Donnell, 2015; Whittaker et al., 2015; Birch et al., 2015; Fort et al., 2015)
Requirement		Trend of Disease	(Lodi et al., 2015)
		Medication	(Alexandersdottir and Ingason, 2013; Tomblin Murphy and MacKenzie, 2013)
		Demography	(O'Brien-Pallas et al., 2001a; Birch et al., 2007, 2015; Kurowski et al., 2007; Tomblin Murphy et al., 2009a, 2009b, 2013; Duncan et al., 2012; Whittaker et al., 2015; Lodi et al., 2015; Lopes et al., 2015)
		Epidemiology	(O'Brien-Pallas et al., 2001a; Birch et al., 2003, 2005, 2007, 2015; Dreesch, 2005; Kurowski et al., 2007; Chopra et al., 2008; Tomblin Murphy et al., 2009a, 2009b, 2013; Duncan et al., 2012; Whittaker et al., 2015; Lopes et al., 2015)
		Level of Service	(Standing, 2000; O'Brien-Pallas et al., 2001a; Tomblin Murphy et al., 2009a,

		2013; Tomblin Murphy and MacKenzie, 2013; Lopes et al., 2015; Whittaker et al., 2015)
	Productivity	(Pohlmeier and Ulrich, 1995; Barney and Wright, 1997; Schriesheim et al., 1999; O'Brien-Pallas et al., 2001a, 2001b; Hongoro and McPake, 2004; Birch et al., 2005, 2007, 2015; Dreesch, 2005; Kurowski et al., 2007; Sutrisno and Handel, 2011; Journals, 2011; Tomblin Murphy et al., 2013; O'Donnell, 2015)
	Standards of care and care provider retention	(Tomblin Murphy et al., 2009b; Duncan et al., 2012)

1.2. Baseado em competências

As abordagens baseadas em competências foram concebidas para permitir que os decisores políticos adoptem uma abordagem flexível do planeamento, tendo em conta as combinações específicas de conhecimentos, aptidões e capacidade de julgamento (competências) necessárias para satisfazer as necessidades de cuidados de saúde, sem avançar para um plano centrado na profissão ou para modelos típicos de profissões específicas. O quadro baseado em competências utilizado é apresentado na Figura 9.

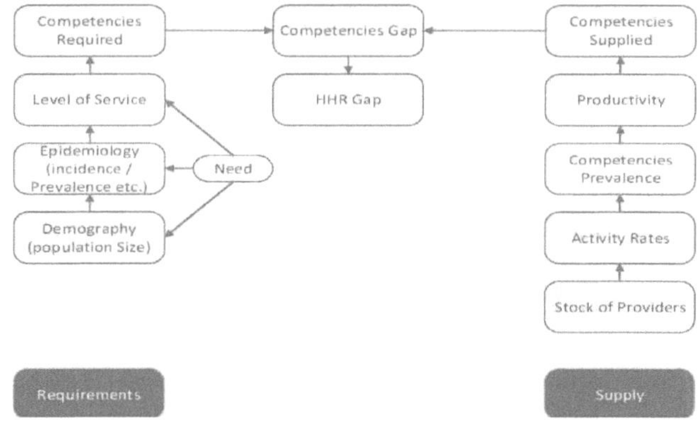

Fig. 9. Quadro de planeamento de RH baseado em competências

As competências necessárias referem-se às componentes desta vertente do quadro de estudo das necessidades da população em matéria de serviços de saúde. A demografia (dimensão da população), a epidemiologia (estado de saúde, taxas de ataque, mortalidade e morbilidade) e o nível de prestação variam em função da situação dos cuidados, que é influenciada por outros factores como a geografia, as infra-estruturas existentes, o apoio social dos doentes e as restrições orçamentais.

As competências fornecidas referem-se à identificação do leque e da quantidade de competências (conhecimentos, aptidões e capacidade de julgamento) disponíveis para prestar o nível de serviço exigido em diferentes contextos de prestação de cuidados. Esta oferta de competências depende de cinco componentes desta vertente do quadro:

(a) O número de prestadores: o número de prestadores de cuidados de saúde, incluindo os trabalhadores registados que prestam atualmente cuidados a doentes e os que não prestam cuidados a doentes, como administradores, investigadores ou formadores.
(b) Taxa de participação: a proporção da força de trabalho envolvida nos cuidados aos doentes. Isto significa aqueles que trabalham no ambiente clínico mas que podem não estar envolvidos nos cuidados.
(c) Taxa de atividade: horas trabalhadas na prestação de cuidados. Esta taxa é aumentada através da redução do absentismo, da passagem de um trabalho a tempo parcial para um trabalho a tempo inteiro ou da realização de horas extraordinárias durante um curto período.
(d) Prevalência de competência: prestadores existentes em stock que possuem competência de prevalência (têm os conhecimentos, as aptidões e o discernimento para prestar qualquer serviço necessário).
(e) A produtividade dos prestadores de cuidados de saúde refere-se à taxa média de serviços prestados por unidade de tempo consagrada à prestação de cuidados às pessoas. É influenciada por um grande número de factores, incluindo a proporção de horas de trabalho dedicadas aos cuidados diretos aos doentes, a organização do trabalho, o contributo tecnológico e outros contributos (voluntários e estudantes de profissões de saúde).

4.3. Análise das respostas ao inquérito

Alguns investigadores analisam as necessidades de pessoal no sector dos cuidados de saúde através de um inquérito. O inquérito pode incidir sobre os factores que influenciam as necessidades de pessoal. Esta abordagem permite que a organização aprenda e compreenda melhor quais são as necessidades futuras e o impacto da evolução do panorama dos cuidados de saúde nos postos de trabalho, quem recruta e como o pessoal faz o seu trabalho ou presta cuidados aos doentes. Como parte desta abordagem, a investigação deve ter em conta a demografia atual da força de trabalho e as potenciais necessidades futuras. (Associação, n.d.)

(Leggat et al., 2010) recolheram respostas de enfermeiros de um grande serviço regional de saúde australiano entre março de 2008 e 2015. Os dados recolhidos foram analisados através de uma análise de regressão com testes de mediação e moderação. A Figura 10 ilustra o modelo de hipóteses entre os sistemas de trabalho de elevado desempenho (HWPS), os cuidados aos doentes, o empowerment e a satisfação profissional. As hipóteses são apresentadas da seguinte forma:

Hipótese 1: Os sistemas de trabalho de elevado desempenho dão origem a um feedback positivo sobre a qualidade dos cuidados prestados aos doentes.

Hipótese 2: A capacitação psicológica torna-se uma relação mediada entre os sistemas de trabalho de elevado desempenho (HPWS) e a qualidade dos doentes.

Hipótese 3: A relação entre o HPWS e a qualidade dos cuidados prestados aos doentes é influenciada pela satisfação no trabalho. Quanto maior for a satisfação profissional, mais forte será a ligação entre o HPWS e a qualidade dos cuidados prestados aos doentes.

Com base nos resultados do inquérito, podemos concluir que os gestores das unidades de saúde precisam de garantir que os HPWS são apoiados por sistemas de gestão de recursos humanos, estruturas e pelo próprio processo. É importante que a política de gestão de recursos humanos e os seus procedimentos sejam organizados de forma a garantir sistemas de trabalho eficientes.

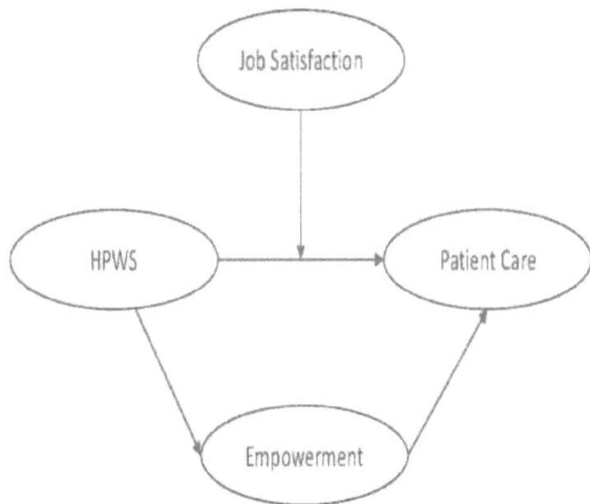

Fig. 10: O modelo hipotético

(Goma et al., 2014) efectuou uma avaliação das estratégias de recrutamento e retenção de profissionais de saúde nas zonas rurais da Zâmbia, utilizando uma abordagem de mapeamento de resultados modificada, dados qualitativos transversais e dados quantitativos para captar as necessidades dos profissionais de saúde e das partes interessadas, utilizando questionários de entrevistas individuais e dados de apoio da administração. A análise temática foi utilizada para identificar temas-chave nos dados qualitativos. Os dados quantitativos foram analisados descritivamente utilizando modelos de regressão.

Os resultados da análise do modelo de regressão mostram que a estratégia de recrutamento e retenção dos profissionais de saúde não tem um impacto grande ou significativo na satisfação profissional dos profissionais de saúde, na probabilidade de se demitirem ou na frequência das demissões, embora o aumento do salário dos profissionais de saúde tenha sido identificado como o incentivo mais eficaz. O resultado mostrou que o aumento do salário não pode ser o principal critério de controlo da idade, do sexo, da profissão e do distrito.

Hotchkiss et al., 2015, efectuou uma análise das diferenças sobre a satisfação e a motivação no trabalho dos trabalhadores do sector da saúde pública. O inquérito foi realizado entre profissionais de saúde em 43 instituições públicas de cuidados de saúde primários em quatro regiões. Utilizando uma escala de Likert, os inquiridos foram questionados sobre a satisfação no trabalho, as exigências do trabalho, a satisfação com as recompensas financeiras, a auto-eficácia, a satisfação com os recursos institucionais e a auto-perceção da assiduidade. Cada construção foi avaliada utilizando o alfa de Cronbach, e os resultados e o índice de motivação foram calculados para cada ronda do inquérito. Para saber mais

Para examinar as ligações entre os determinantes motivacionais e os resultados, foram efectuadas análises de regressão bivariada e multivariada num conjunto de dados agrupados.

Os resultados mostram que o pessoal de saúde pública da amostra registou um aumento significativo em dois indicadores motivacionais, nomeadamente a satisfação geral com o trabalho e a auto-perceção da assiduidade. Além disso, dois determinantes motivacionais, nomeadamente o orgulho e o sentido de auto-eficácia. No entanto, a satisfação motivacional diminuiu significativamente com a recompensa financeira e os recursos institucionais. As análises multivariadas revelaram, por conseguinte, que os constructos orgulho, auto-eficácia, satisfação com a recompensa financeira e satisfação com os recursos institucionais estavam significativamente associados aos resultados motivacionais.

CAPÍTULO 5

ABORDAGEM ASSISTIDA POR COMPUTADOR: DINÂMICA DE SISTEMAS

A dinâmica de sistemas (DS) é uma abordagem informática para a análise e solução de problemas complexos, centrada na análise e conceção de políticas (Angerhofer e Angelides, 2000; Learning, 2001; Pesonen et al., 2008). A dinâmica dos sistemas tem as suas raízes na regulação e na gestão; a abordagem utiliza uma perspetiva de feedback e de atraso da informação para compreender o comportamento dinâmico de sistemas físicos, biológicos e sociais complexos. Esta capacidade conferiu à DS uma vantagem na modelização do planeamento dos recursos humanos.

A modelação da dinâmica de sistemas (SDM) é particularmente adequada para o desenvolvimento de ferramentas de planeamento e simulação de recursos humanos, uma vez que foi especificamente concebida para ter em conta tanto a dinâmica temporal, como a cadeia de recrutamento, promoção e despedimento, como a dinâmica de feedback, como a relação entre a acumulação de atributos dos trabalhadores (por exemplo, competências) e o desenvolvimento do pessoal (Linard, 1990; Angerhofer e Angelides, 2000). (Homer e Hirsch, 2006) descobriram que a modelação da dinâmica de sistemas é, em muitos casos, um dos métodos mais eficazes para enfrentar os desafios da complexidade dinâmica no sector dos cuidados de saúde.

(Brailsford, 2008) destacou a capacidade da dinâmica de sistemas no sector da saúde e examinou a popularidade desta abordagem para os modeladores de simulação no sector da saúde. (Tomblin Murphy et al., 2009b) aplicou um modelo de simulação para estimar a oferta e a procura de enfermeiros registados com base nas necessidades de saúde da população. A dinâmica do sistema foi aplicada para estimar o modelo simultâneo da oferta e da procura e para calcular a diferença incremental entre estas estimativas para cada ano do período de planeamento. Num modelo dinâmico, existem fortes relações entre o módulo de formação e o módulo de oferta para estimar a produtividade da procura e o módulo de procura de enfermeiros. Isto significa que o resultado do módulo de formação terá um impacto nos quatro módulos. A figura 11 ilustra a relação entre os quatro módulos.

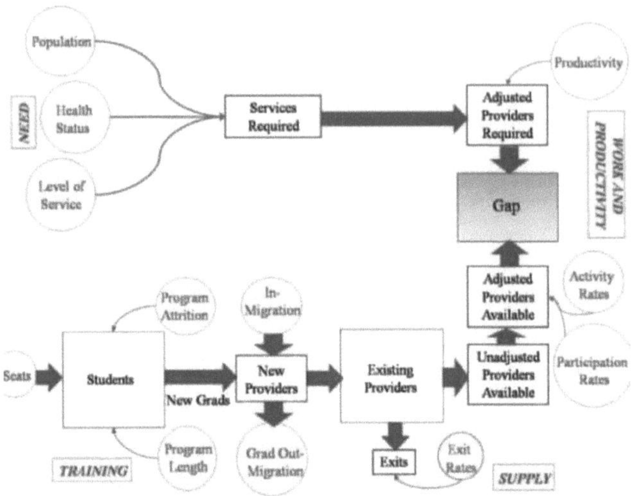

Fig. 11: Modelo de simulação

(Sutrisno e Handel, 2011) aplicaram a abordagem de dinâmica de sistemas para estudar as mudanças na estrutura da população na Alemanha. Explica como os indicadores económicos mostram o impacto das alterações na estrutura da população e por que razão a taxa de natalidade permanece baixa na Alemanha. (Alexandersdottir e Ingason, 2013) utilizaram um modelo de dinâmica de sistemas para identificar os factores que influenciam o tratamento das perturbações do humor e da ansiedade para efeitos a longo prazo. A dinâmica do sistema significa que os outros factores também se alteram. O modelo presta-se a previsões a longo prazo, mesmo que haja mudanças na política de saúde. O resultado foi avaliado com base numa simulação do sistema de modelação de cuidados de saúde existente, utilizando uma abordagem de dinâmica de sistemas.

Uma das técnicas de simulação mais adequadas para representar as alterações nas múltiplas interações entre a população e as necessidades de cuidados de saúde é a dinâmica de sistemas (DS) (Lodi et al., 2015). Lodi aplica a DS para criar um sistema de apoio à decisão que atribui especializações médicas na região de Emilia Romagna (ERR) durante um período de planeamento de 20 anos. Devido à complexidade do sistema dinâmico, o SD optou por simular o modelo que representa a força de trabalho no sector da saúde na RER. A Figura 12 mostra o diagrama do ciclo causal com as principais variáveis que podem influenciar o processo de planeamento da força de trabalho. Este modelo de simulação pode ser dividido numa componente de oferta e numa componente de procura, bem como em crises económicas e outras reorganizações do sistema relacionadas. A variável da oferta pode ser influenciada pela política de reformas, pelo êxodo para outras regiões e pela entrada de estudantes de medicina. Outro fator é a transferência de médicos do sector público para o sector privado, que conduz a um envelhecimento da mão de obra. Os médicos especialistas que trabalham no sector privado tendem a adiar a sua reforma.

As necessidades de pessoal são influenciadas principalmente por dois factores: a evolução demográfica da população e as condições económicas do país. As tendências demográficas influenciam o volume de serviços a prestar pelo sistema de saúde. Uma população em crescimento aumenta a procura de serviços de internamento e de ambulatório. As taxas de natalidade e de mortalidade influenciam as mudanças na demografia da população, enquanto a procura de mão de obra pode ser afetada por crises económicas e pelas consequentes mudanças no sistema, como a redução do número de camas hospitalares e as restrições à contratação.

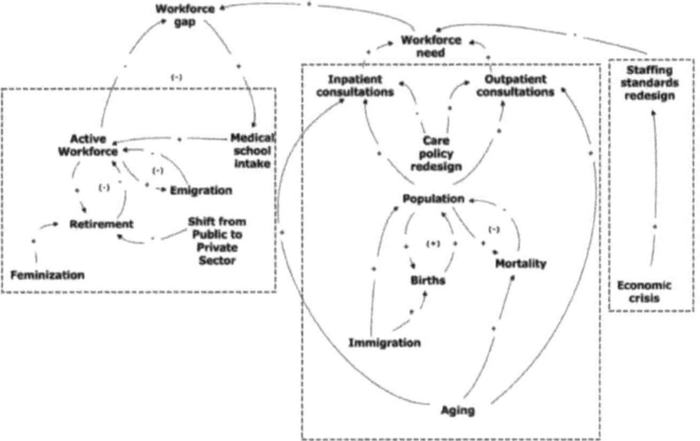

Fig. 12: Diagrama do ciclo causal

(Whittaker et al., 2015) também assinalaram a importância de adotar um modelo de planeamento dinâmico que tenha em conta as disposições relativas à oferta e à procura de cuidados de saúde. O envelhecimento da população, que representa uma procura de cuidados em todos os grupos etários, representa um desafio para a sustentabilidade do sistema de saúde. A população está a envelhecer porque as pessoas dos grupos etários mais velhos querem ter uma vida mais saudável. A adoção de um modelo dinâmico baseado numa abordagem de previsão das necessidades futuras em matéria de cuidados de saúde permitiria evitar uma expansão inadequada dos serviços, em vez de se concentrar na satisfação das necessidades da população, o que seria mais eficiente e mais justo.

CAPÍTULO 6

. DISCUSSÃO E CONCLUSÃO

Neste trabalho, analisámos a literatura dos últimos 15 anos no domínio do HPRD e constatámos uma mudança de época na procura de uma solução utilizando as inovações tecnológicas actuais. Verificámos que a maior parte dos investigadores anteriores colocou muita ênfase na redução do fosso, analisando o fator de influência da oferta e da procura utilizando cenários ou situações que ocorreram numa determinada região.

Em geral, este trabalho precisa de ser continuado, uma vez que as abordagens actuais ainda não são aceitáveis para o planeamento de HHR (Lopes et al., 2015). A Tabela 2 abaixo apresenta as variáveis prioritárias com base na abordagem utilizada pelo autor.

Quadro 2: Variáveis prioritárias de acordo com a abordagem utilizada pelo autor.

Author	Supply	Demand	Economic	Productivity
(Akashi et al. 2015)	•			•
(Birch et al., 2015)			•	•
(Fort et al., 2015)	•			
(Hotchkiss et al. 2015)	•		•	
(Lodi et al., 2015)	•	•		•
(Lopes et al. 2015)	•	•	•	•
(Yip et al., 2015)	•			
(Goma et al., 2014)	•			
(Alexandersdottir and Ingason, 2013)		•		
(Tomblin Murphy et al., 2013)	•	•		•
(G. Tomblin Murphy and MacKenzie 2013)	•	•		•
(Duncan et al., 2012)	•			•
(Kovner et al. 2011)	•			•
(Sutrisno and Handel, 2011)				•
(Bloor, 2003)	•		•	•
(O'Brien-Pallas et al., 2001a)	•	•	•	•
(O'Brien-Pallas et al., 2001b)	•	•		•
(Brien-pallas et al. 2000)	•	•		•
(H. Standing 2000)	•	•		•

(Brazil et al., 2010)	•			•
(Gunal et al. 2010)		•		•
(Leggat et al., 2010)			•	•
(Nartker et al., 2010)			•	•
(Mark et al. 2009)	•	•	•	•
(G. Tomblin Murphy et al. 2009)	•	•	•	•
(G. Tomblin Murphy et al. 2009)	•	•	•	•
(Brailsford, 2008)		•	•	•
(Alamgir et al., 2007)		•		•
(Bakker and Demerouti, 2007)		•		
(Birch et al., 2007)	•	•	•	•
(El-Jardali et al., 2007)	•	•		•
(Kurowski et al., 2007)	•	•	•	•
(Homer and Hirsch, 2006)		•		•
(May et al., 2006)				•
(Birch et al., 2005)	•	•		•
(Dreesch, 2005)	•	•		•
(Chen, L. et al. 2004)	•	•	•	•
(Hongoro and McPake, 2004)	•	•	•	•
(Birch et al., 2003)	•	•	•	•

Applied in Practice	**Not Applied in Practice but Tested on Real Data**
(Fort et al., 2015), (Whittaker et al., 2015), (Lodi et al., 2015), (Hotchkiss et al., 2015),	(Akashi et al., 2015), (O'Donnell, 2015), (Lopes et al., 2015), (Alexandersdottir and Ingason, 2013), (Tomblin Murphy et al.,

Um objetivo científico importante para a investigação futura no domínio do planeamento dos recursos humanos no sector da saúde é colmatar completamente o fosso entre a oferta e a procura de mão de obra no sector da saúde no mundo real. Este objetivo já foi objeto de várias contribuições na literatura, mas existe ainda uma margem considerável para a utilização de novas tecnologias e o desenvolvimento de uma abordagem integrada que não existe atualmente. O quadro 3 mostra as abordagens que foram implementadas na prática (onde foram claramente demonstradas na literatura) e as que foram testadas em dados do mundo real.

A coluna da direita do Quadro 3 clarifica os métodos e agrupa as abordagens da literatura científica que foram implementadas na prática do planeamento dos recursos humanos no sector da saúde com trabalhos que tratam de questões de recursos humanos. Isto dá-nos uma indicação da abordagem gerada que foi aplicada na prática. A coluna da esquerda do quadro 3 apresenta os trabalhos que descrevem técnicas que foram avaliadas com base em dados reais (mas para as quais não há provas de que tenham sido efetivamente utilizadas na prática). As abordagens do planeamento da saúde humana que não tratam de problemas reais e as que tratam apenas de questões de modelização não estão incluídas neste quadro.

Quadro 3: Distinção entre artigos utilizados na prática e artigos não utilizados na prática mas testados em dados reais.

(Whittaker et al., 2015), (Yip et al., 2015), (Goma et al., 2014), (Tomblin Murphy and MacKenzie, 2013), (Duncan et al., 2012), (A Patient Flow Model of Singapore's Healthcare System, 2012), (Kovner et al., 2011), (Sutrisno and Handel, 2011), (Nartker et al., 2010), (Mark et al., 2009), (Alamgir et al., 2007), (El-Jardali et al., 2007), (Kurowski et al., 2007), (Birch et al., 2003)	2013), (Brazil et al., 2010), (Gunal et al., 2010), (Leggat et al., 2010), (Tomblin Murphy et al., 2009a), (Tomblin Murphy et al., 2009b), (Brailsford, 2008), (Bakker and Demerouti, 2007), (Birch et al., 2007), (Homer and Hirsch, 2006), (Lempert et al., 2006), (May et al., 2006), (Birch et al., 2005), (Dreesch, 2005), (Chen, L. et al. 2004), (Hongoro and McPake, 2004), (Bloor, 2003), (O'Brien-Pallas et al., 2001a), (O'Brien-Pallas et al., 2001b), (Brien-Pallas et al., 2000), (Standing, 2000)

Em particular, o planeamento dos recursos humanos tem de ser atempado e exato. De uma forma ou de outra, o planeamento dos recursos humanos pode fazer face a atrasos devidos a mudanças políticas no sector da saúde. O planeamento dos recursos humanos no sector da saúde requer um certo tempo todos os anos para se adaptar à faculdade de medicina, às alterações da legislação e às alterações das tarefas. Por conseguinte, o planeamento dos recursos humanos deve ser um processo a longo prazo, a fim de o tornar mais útil e aplicável.

Os recursos financeiros atribuídos ao sector da saúde têm um impacto significativo nos assuntos gerais da sociedade e podem reduzir o recrutamento de novos estudantes, o que pode levar a uma escassez de profissionais de saúde. Este é um dos exemplos do que acontece quando as políticas financeiras mudam e do que acontece quando outras políticas também mudam, como as mudanças demográficas devido ao aumento das taxas de natalidade, as mudanças migratórias devido ao aumento das taxas de migração, etc. O quadro 4 ilustra a classificação do juízo político efectuada pelo autor anterior.

Quadro 4: Opinião política do editor do estudo

Article	Policy Judgment	Effected Factor
(Birch et al., 2003, 2007),(Birch et al., 2003, 2007),(Alamgir et al., 2007),(Tomblin Murphy et al., 2009b),(Sutrisno and Handel, 2011),(Sutrisno and Handel, 2011)	• the effects of an aging population on the requirements for particular health care providers • the effect of an aging workforce on total service provision by the particular provider groups • an aging population who will need ongoing care whether in their home, assisted living or nursing homes. • Improving the Health of the Population • increase births rate • increasing child incentives • Opening more immigration channel for productive age family	population
(Duncan et al., 2012),(Standing, 2000),(Kovner et al., 2011),(Gunal et al., 2010; Duncan et al., 2012)	• strategic policy network of relationships • human resources policy • political interests • management practices, • review their admission policies for nursing programs • power relations	Management
(El-Jardali et al., 2007),(Birch et al., 2007),(Chopra et al., 2008; Lopes et al., 2015),	• educate, train, recruit and retain their health workforce • Effect of Increases in the Number of Training Seats • Increased Training Seats • Increase numbers of new students • HHR education funding	Education, shortages

(Kovner et al., 2011),(O'Brien-Pallas et al., 2001b; Lodi et al., 2015; Lopes et al., 2015)	• Recruit foreign graduates • Recognize previous learning Improve curriculum content • the number of general practitioners, • medical specialists, • admissions • workforce planners: scholarships and loan forgiveness programs	
(Lopes et al., 2015)(Brazil et al., 2010; Hotchkiss et al., 2015)	• Recognize overseas qualifications • Introduce temporary employment regulations • Subsidized education for return of service • Enhanced scope of practice • Different types of health workers • operating policy • migration policy • organizational structure and culture	Regulatory
(Chopra et al., 2008; Lopes et al., 2015), (Whittaker et al., 2015), (Whittaker et al., 2015), (Hotchkiss et al., 2015), (Bloor, 2003),(Lopes et al., 2015), (Sutrisno and Handel, 2011), (Kovner et al.,	• Increase trainee salaries • Raise wages Provide non-wage benefits • Introduce incentives for return of skilled migrants • Establish retirement policies • Employ lay health workers • public funds to health • the number of persons with health insurance • increasing the family salary • increases in clinical effort require consideration of the role of incentives (financial and non-financial) to influence productivity in health care	Financial incentives Financial healthcare

2011)	• programs and policies that offer financial incentives to attract registered nurses to underserved areas • the financial aid they offer	
(Lopes et al., 2015), (Kovner et al., 2011)	• Better living conditions • Safe and supportive working environment Career development programmes • Public recognition measures • expand the number of educational programs in underserved areas	Professional and personal support
(Birch et al., 2007; Tomblin Murphy et al., 2009b),(Sutrisno and Handel, 2011), (Sutrisno and Handel, 2011), (Sutrisno and Handel, 2011), (Kurowski et al., 2007), (Sutrisno and Handel, 2011), (Birch et al., 2007; Lopes et al., 2015), (Birch et al., 2005), (Lopes et al., 2015), (Alamgir et al., 2007),	• Improving RN Productivity • Increasing gender dimensions requires rectifying • increase births rate and make the flow balance • increasing the pension age • Increasing pension age in short term • the increment-attrition balance, staff and service productivity, and the match between task-specific skill and occupational categories • Increment attrition ratio, • improves staff and service productivity • Optimizes the match between task-specific skill requirements and occupational categories. • Promoting women participation in workforce • provider productivity • provider pay • The Effect of Changes in Productivity on HR Surpluses and Gaps • available short-term general hospital beds • the mean duration of stay per case	Services

(Gunal et al., 2010)	• the policy of bed reductions to meet the health care needs of the population • reducing the number of chronic care residents in acute care settings • runs a block appointments policy in which groups of patients arrive at the same time in a day. • policy intervention simulates the planned increase in acute care and community hospital capacity	
(Lopes et al., 2015), (Tomblin Murphy et al., 2009b), (Birch et al., 2005)	• alternative delivery modes licensing regulations, professional roles/deployment recruitment/retention strategies, • immigration policy remuneration rates/types, • HHR capacity-building • Improving Retention • The Effect of Changes in the Distribution of Worked Hours on HR Surpluses/Gaps • Effect of Retirement Scenarios on human resources gap. • the increase in the perceived attractiveness of community hospitals, which causes transfers from acute care hospitals to community hospitals	Skill mix

Por conseguinte, a eliminação da abordagem integradora continua a ser válida e será estudada mais pormenorizadamente no futuro. Além disso, devido à complexidade que pode surgir no planeamento do pessoal de saúde, o problema deve ser abordado de uma forma mais holística, melhorando a produtividade e os níveis de serviço através da maximização das horas de trabalho utilizadas e da atribuição de trabalho sem afetar diretamente o processo de formação ou o prestador de cuidados.

Além disso, constatamos que ainda existem lacunas no sistema de apoio à decisão do RHS, que deve ser utilizado de forma mais amigável e flexível para mudanças em variáveis complexas. Assim, é possível, no futuro, abordar o desafio na conceção do quadro do sistema de apoio à decisão sistemático do RHS, em que as mudanças dinâmicas disponíveis no fator de influência de entrada alteram até mesmo o julgamento da política. Além disso, acreditamos que ainda há mais investigação a ser analisada no requisito da epidemiologia dos RHS. Assim, a partir da epidemiologia, podemos projetar a doença como um indicador para estimar a produtividade dos serviços e otimizar o défice de pessoal de saúde necessário para participar.

Agradecimentos

Gostaríamos de agradecer à Universiti Teknikal Malaysia Melaka (UTeM) pelo apoio à publicação da revista, e a todos os nossos amigos e colegas pelos seus comentários úteis e pela sua coragem.

REFERÊNCIAS

[1] J. H. May, G. J. Bazzoli e A. M. Gerland, "Hospitals' Responses To Nurse Staffing Shortages", *Health Aff.* vol. 25, no. 4, pp. W316-W323, 2006. 25, no. 4, pp. W316-W323, 2006.

[2] S. Birch, G. Kephart, G. Tomblin-Murphy, L. O'Brien-Pallas, R. Alder, e A. MacKenzie, "Human resources planning and the production of health: A required analytical framework", *Can. Public Policy*, Vol. 33, 2007.

[3] L. O. Brien-pallas, S. Birch, e D. P. Hil, "Health Human Resource Planning in Home Care: How to do it - this is the question", *Natl. Biotechnol. Inf.* no. Healthcare papers, pp. 53-59, 2000.

[4] E. Chen, L., Evans, T., Anand, S., Boufford, J.I., Brown, H., Chowdhury, M., Cueto, M., Dare, L., Dussault, G., Elzinga, G. e Fee, "Public Health Human resources for health: overcoming the crisis," vol. 364, no. figura 1, pp. 1984-1990, 2004.

[5] J. Spetz e S. Adams, "How Can Employment-Based Benefits Help The Nurse Shortage?", *Health Aff.* vol. 25, no. 1, pp. 212-218, 2006.

[6] C. Kurowski, K. Wyss, S. Abdulla e A. Mills, "Scaling up priority health interventions in Tanzania: the human resources challenge", *Health Policy Plan*, vol. 22, n.º 3, pp. 113-27, 2007. 22, no. 3, pp. 113-27, 2007.

[7] G. Tomblin Murphy, G. Kephart, L. Lethbridge, L. O'Brien-Pallas e S. Birch, "Planning for what? Challenging the assumptions of health human resource planning,"

Health Policy (Nova Iorque), vol. 92, n.º 2-3, pp. 225-233, 2009.

[8] A. J. Nartker, L. Stevens, A. Shumays, M. Kalowela, D. Kisimbo, e K. Potter, "Increasing health worker capacity through distance learning: a comprehensive review of programmes in Tanzania," *Hum. Resour. Health*, vol. 8, no. 1, p. 30, 2010.

[9] C. T. Kovner, S. P. Corcoran, e C. S. Brewer, "The Relative Geographic Immobility Of New Registered Nurses Calls For New Strategies To Augment That Workforce," *Health Aff.* vol. 30, no. 12, pp. 2293-2300, 2011. 30, no. 12, pp. 2293-2300, 2011.

[10] G. Tomblin Murphy e A. MacKenzie, "Using Evidence to Meet Population Healthcare Needs: Successes and Challenges", *Healthc. Pap.* vol. 13, no. 2, pp. 9-21, 2013.

[11] F. M. Goma, G. Tomblin Murphy, A. MacKenzie, M. Libetwa, S. H. Nzala, C. Mbwili-Muleya, J. Rigby, e A. Gough, "Evaluation of recruitment and retention strategies for health workers in rural Zambia," *Hum. Resour. Health*, vol. 12, no. Suppl 1, p. S1, 2014.

[12] H. Akashi, Y. Osanai, e R. Akashi, "Human resources for health development: towards realizing Universal Health Coverage in Japan," *Biosci. Trends*, vol. 9, no. 5, pp. 275279, 2015.

[13] A. L. Fort, D. Mwarey, P. M. Mbindyo, e A. Yang, "Improved Human Resources for Health Policies and their Effects on the Christian Health Association of Kenya", vol. 1, n.º 2, pp. 45-55, 2015.

[14] L. O'Brien-Pallas, a Baumann, G. Donner, G. T. Murphy, J. Lochhaas-Gerlach e M. Luba, "Prognosemodelle für Personalressourcen im Gesundheitswesen", *J. Adv. Nurs*, vol. 33, no. 1, pp. 120-129, 2001.

[15] L. O'Brien-Pallas, S. Birch, A. Baumann, e G. M. Tomblin, "Integrating work-force planning, human resources and service planning", *World Heal. Organ.* no. dezembro de 2000, pp. 1-35, 2001.

[16] S. Birch, L. O'Brien-Pallas, C. Alksnis, G. Tomblin Murphy, e D. Thomson, "Beyond demographic change in human resources planning: an extended framework and application to nursing", *J. Health Serv. Res. Policy*, vol. 8, no. 4, pp. 225-229, 2003.

[17] K. Bloor, "Human resource planning in the health sector: Towards an economic approach An international comparative review", n.º mars, 2003.

[18] A. Lodi, P. Tubertini, R. Grilli, A. Mazzocchetti, C. Ruozi, e F. Senese, "Previsão de necessidades e atribuição de fundos de posições de especialidade médica em Emilia-Romagna (Itália) por dinâmica de sistemas e programação inteira", *Heal. Syst.* no. novembro de 2014, pp. 124, 2015.

[19] W. Whittaker, S. Birch, A. MacKenzie e G. T. Murphy, "Cohort effects on the need for health care and implications for health care planning in Canada", *Health Policy (Nova Iorque)*, 2015.

[20] S. Birch, G. T. Murphy, A. MacKenzie, e J. Cumming, "In place of fear: aligning health care planning with system objectives to achieve financial sustainability", *J. Health Serv. Res. Policy*, vol. 20, no. 2, pp. 109-114, 2015.

[21] A. Sutrisno e O. Handel, "Dynamic Aging Population in Germany: A case study of demographic change by Dynamic Aging Population in Germany:", no. novembro, 2011.

[22] N. Dreesch, "An approach to estimate human resource requirements to achieve the Millennium Development Goals", *Health Policy Plan*, vol. 20, n.º 5, pp. 267-276, 2005. 20, no. 5, pp. 267-276, 2005.

[23] A. B. Bakker e E. Demerouti, "The Job Demands-Resources model: state of the art", *J. Manag. Psychol*, vol. 22, no. 3, p. 309-328, 2007.

[24] H. Alamgir, Y. Cvitkovich, S. Yu, et a. Yassi, "Work-related injury among direct care occupations in British Columbia, Canada", *Occup. Environ. Med*, vol. 64, no. 11, pp. 769-775, 2007.

[25] M. Grossman, "grossman-1972.pdf". 1972.

[26] W. Cascio, "Calcul des coûts des ressources humaines", *Researchgate.Net*, 1990.

[27] W. Pohlmeier e V. Ulrich, "An Econometric Model of the Two-Part Decisionmaking Process in the Demand for Health Care", *J. Hum. Resour*, vol. 30, no. 2, pp. 339-361, 1995.

[28] J. B. Barney e P. M. Wright, "On becoming a strategic partner: The role of human resources in the acquisition of competitive advantages", *CAHRS Work. Pap. #97-09*, S. 1-25, 1997.

[29] C. a. Schriesheim, S. L. Castro, e C. C. Cogliser, "Leader-member exchange (LMX) research: A comprehensive review of theory, measurement, and data-analytic practices", *Leadersh. Q.*, vol. 10, no. 1, pp. 63-113, 1999.

[30] H. Standing, "Gender- a Missing Dimension in Human Resource Policy and Planning for Health Reforms", *Hum. Resour. Heal. Deveolpment J.*, vol. 4, no. 1, pp. 27-42, 2000.

[31] B. Alexandersdottir e H. Ingason, "Improving Efficiency and Capacity in Primary Health Care in Iceland Using System Dynamics", *Proc. 31st Int. Conf. Syst. Dyn. Soc.* 2013.

[32] M. A. Lopes, A. S. Almeida, e B. Almada-Lobo, "Gerir com cuidado o planeamento da força de trabalho em saúde: em que ponto estamos?", *Hum. Resour. Health*, vol. 13, n.º 1, p. 38, 2015.

[33] G. Tomblin Murphy, A. MacKenzie, R. Alder, S. Birch, G. Kephart e L. O'Brien-Pallas, "An applied simulation model for estimating the supply of and requirements for registered nurses based on population health needs", *Policy. Polit. Nurs. Pract*, vol. 10, n.º 4, pp. 240-51, 2009.

[34] A. H. Associação, "Developing an Effective Health Care Workforce Planning Model".

[35] S. G. Leggat, T. Bartram, G. Casimir, e P. Stanton, "Nurse perceptions of the quality of patient care", *Health Care Manage. Rev.* vol. 35, n.º 4, pp. 355-364, 2010.

[36] D. R. Hotchkiss, H. Banteyerga, e M. Tharaney, "Job satisfaction and motivation among public sector health workers: evidence from Ethiopia," *Hum. Resour. Health*, vol. 13, no. 1, p. 83, 2015.

[37] B. J. Angerhofer e M. C. Angelides, "Proceedings of the 2000 Winter Simulation Conference J. A. Joines, R. R. Barton, K. Kang, and P. A. Fishwick, eds.", pp. 342-351, 2000.

[38] T. F. O. R. Learning, "System Dynamics Modeling:", vol. 43, no. 4, 2001.

[39] L. T. T. Pesonen, S. J. Salminen, J.-P. Ylen, e P. Riihimaki, "Dynamic simulation of product process," *Simul. Model. Pract. Theory*, vol. 16, no. 8, pp. 1091-1102, Sep. 2008.

[40] K. Linard, "System Dynamics Modelling HR Planning & Maintenance of Corporate Knowledge", 1990.

[41] J. B. Homer e G. B. Hirsch, "System dynamics modeling for public health: Context and possibilities", *Am. J. Public Health,* vol. 96, no. 3, pp. 452-458, 2006.

[42] S. C. Brailsford, "System Dynamics: What's in it for healthcare simulation modelers," *2008 Winter Simul. Conf.* 1968, pp. 1478-1483, 2008.

[43] K. Yip, K. Huang, S. Chang, e E. Chui, "A mathematical optimization model for efficent management of Nurses' Quarters in a teaching and referral hospital in Hong Kong," *Oper. Res. Heal. Care*, 2015.

[44] S. M. Duncan, S. Thorne, J. Van Neste-Kenny, e B. Tate, "Policy analysis and advocacy in nursing education: The Nursing Education Council of British Columbia framework", *Nurse Educ. Today*, vol. 32, no. 4, pp. 432-437, 2012.

[45] "A Patient Flow Model of Singapore's Healthcare System" (Modelo de fluxo de doentes do sistema de cuidados de saúde de Singapura), 2012.

[46] B. Mark, D. W. Harless e J. Spetz, "California's Minimum-Nurse-Staffing Legislation And Nurses' Wages", *Health Aff.* vol. 28, no. 2, pp. w326-w334, 2009.

[47] F. El-Jardali, D. Jamal, A. Abdallah e K. Kassak, "Human resources for health planning and management in the Eastern Mediterranean region: facts, gaps and forward thinking for research and policy", *Hum. Resour. Health*, vol. 5, p. 9, 2007.

[48] M. P. O'Donnell, "Evaluating Your Health Promotion Program for the Return on Allocated Resources (ROAR) Fator", *Am. J. Heal. Promot*, vol. 30, no. 2, pp. v-viii, 2015.

[49] G. Tomblin Murphy, A. MacKenzie, R. Alder, J. Langley, M. Hickey e A. Cook, "Pilot-testing an applied competency-based approach to health human resources planning", *Health Policy Plan*, vol. 28, n.º 7, pp. 739-749, 2013.

[50] K. Brasil, D. B. Wakefield, M. M. Cloutier, H. Tennen e C. B. Hall, "Organizational culture predicts job satisfaction and perceived clinical effectiveness in pediatric primary care practices", *Health Care Manage. Rev.* vol. 35, no. 4, pp. 365-71, 2010.

[51] M. M. Gunal, M. Pidd, and M. M. Gunal, "Discrete event simulation for performance modelling in health care: a review of the literature," *J. Simul.* vol. 4, no. 1, pp. 42-51, 2010.

[52] R. J. Lempert, D. G. Groves, S. W. Popper, e S. C. Bankes, "A General, Analytic Method for Generating Robust Strategies and Narrative Scenarios", *Manage. Sci.* vol. 52, no. 4, pp. 514-528,

2006.

[53] S. Birch, D. Phil, G. Tomblin-murphy, D. Ph, L. O. Brien-pallas, G. Kephart, e R. Alder, "Health human resources planning and the production of health: Development of an extended analytical framework for needs-based health human resources planning.", no. Mai, pp. 1-31, 2005.

[54] C. Hongoro e B. McPake, "How to bridge the gap in human resources for health", *Lancet*, vol. 364, n.º 9443, pp. 1451-1456, 2004.

[55] M. Chopra, S. Munro, J. N. Lavis, G. Vist e S. Bennett, "Effects of policy options for human resources for health: an analysis of systematic reviews", *Lancet*, vol. 371, n.º 9613, pp. 668-674, 2008.

[56] D. Carpenter, "Transforming health care", *Hosp Health Netw*, vol. 85, n.º 5, pp. 4650, 2011.

[57] P. M. Journals, "O futuro da investigação operacional é passado", vol. 30, n.º 2, pp. 93-104, 2011.

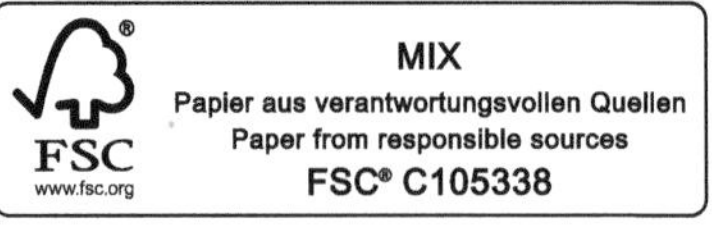

Printed by Books on Demand GmbH, Norderstedt / Germany